呼吸道病毒感染

防控科普手册

主编　徐立然

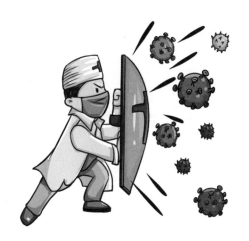

河南科学技术出版社

·郑州·

图书在版编目（CIP）数据

呼吸道病毒感染防控科普手册 / 徐立然主编 . —郑州：河南科学技术出版社，2024.1

ISBN 978-7-5725-1382-4

Ⅰ . ①呼… Ⅱ . ①徐 Ⅲ . ①呼吸道传染病毒 – 防治 – 手册 Ⅳ . ① R373.1-62

中国版本图书馆 CIP 数据核字 (2023) 第 234292 号

出版发行：河南科学技术出版社
　　　　　地址：郑州市郑东新区祥盛街 27 号 邮编：450016
　　　　　电话：（0371）65788613　65788629
　　　　　网址：www.hnstp.cn
责任编辑：邓　为
责任校对：耿宝文
整体设计：张　伟
责任印制：徐海东
印　　刷：郑州市毛庄印刷有限公司
经　　销：全国新华书店
开　　本：890 mm×1240mm　1/32　印张：4.375　　字数：50 千字
版　　次：2024 年 1 月第 1 版　　2024 年 1 月第 1 次印刷
定　　价：25.00 元

如发现印、装质量问题，影响阅读，请与出版社联系调换。

本书编写人员名单

总编审

张智民

主编

徐立然

副主编

张海燕

编委

陈银萍　卢　昶　李玉杰　刘凯新　张元熙

前言

　　为贯彻落实习近平总书记关于"人民至上，生命至上"的重要指示，正确应对甲型流感、流行性感冒、"长新冠"等呼吸道感染疾病，充分发挥中医药防治的特色和优势，为大众在日常生活中遇到的实际问题提供指导，帮助大家更科学、合理用药，河南省中医药学会呼吸病专业委员会联合河南中医药大学有关专家组织编写了这本《呼吸道病毒感染防控科普手册》。

　　《呼吸道病毒感染防控科普手册》参考了国家卫生健康委和国家中医药管理局发布的《流行性感冒诊疗方案（2020 年版）》和《河南省中医药学会呼吸病专业委员会新冠肺炎中医药防治方案》等权威指南，首先回答了呼吸道疾病通识问题，继而从流行性感冒（简称流感）、普通感冒、甲型流感（简称甲流）、新冠病毒感染、"长新冠"等五个方面进行了讲解，旨在通俗易懂地解答呼吸道病毒感染相关问题，指导大众合理应用中医药进行呼吸道各种病毒感染防治。

　　由于时间有限，《呼吸道病毒感染防控科普手册》中还存在诸多不足之处，望广大读者在阅读过程中能够指出并提出宝贵的修改建议，以便进一步优化更新，为防治呼吸道病毒感染提供更科学有效的指导。

《呼吸道病毒感染防控科普手册》编委会

2023 年 4 月

目录

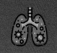

普通感冒篇

甲流篇

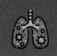

新冠病毒感染篇

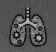

长新冠篇

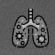

通识篇

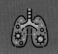

1
什么是呼吸道病毒感染？

  呼吸道感染分为上呼吸道感染和下呼吸道感染，导致呼吸道感染的致病微生物包括病毒、细菌、真菌、支原体和衣原体等，上呼吸道感染致病微生物中 70% ~ 80% 是病毒，下呼吸道感染中 6% ~ 61% 为病毒。导致呼吸道感染的常见病毒主要有甲型流感病毒、乙型流感病毒 (FLUB)、呼吸道合胞病毒 (RSV)、肠道病毒 (EV)、鼻病毒 (RV)、腺病毒 (ADV)、人偏肺病毒 (hMPV)、副流感病毒 (PIV) 和冠状病毒 (CoV)，其中常见的上呼吸道感染病毒依次为鼻病毒、副流感病毒、呼吸道合胞病毒等，下呼吸道感染病毒依次为流感病毒、呼吸道合胞病毒、副流感病毒等。

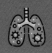

2
什么是呼吸道飞沫传播？

呼吸道飞沫传播属于空气传播的一种，病原体由传染源通过咳嗽、打喷嚏、说话时排出到空气中，病原体附着在飞沫上，短时间、短距离地飘浮在空气中，当下一位宿主因呼吸、张口或偶然碰触到眼睛表面时黏附，造成新的宿主的感染。

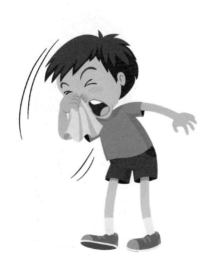

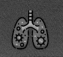

3
什么是气溶胶传播？

　　气溶胶传播是指飞沫在空气悬浮过程中失去水分而剩下的蛋白质和病原体组成的核，形成飞沫核。病毒飞沫核与空气中的小颗粒混合，与其一同在空气中悬浮、飘散，从而传播病毒使人感染。气溶胶传播多见于封闭和半封闭不通风的环境中。

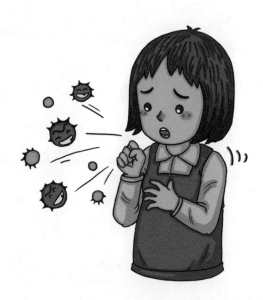

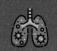

4
预防病毒感染需要从哪些方面入手？

　　病毒流行主要有三个环节，分别是传染源、传播途径和易感人群。因此防控必须从其流行的三个环节入手，即控制传染源、切断传播途径、保护易感人群。

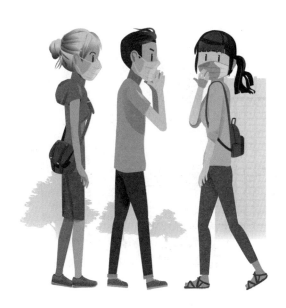

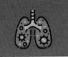

5
如何控制传染源?

　　病毒的传染源主要是病毒感染者,因此控制传染源的关键是做到早发现、早报告、早隔离、早治疗。

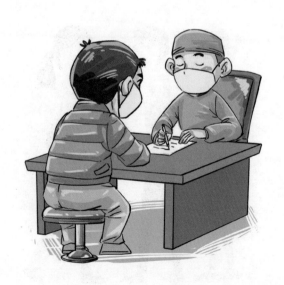

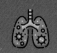

6
如何切断传播途径?

　　呼吸道病毒的传播途径为经呼吸道飞沫、气溶胶和密切接触传播，接触病毒污染的物品也可造成感染。建议出门佩戴口罩。

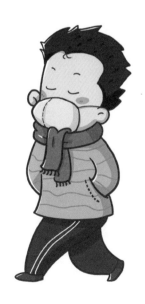

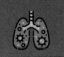

7
易感人群需要如何避免感染？

（1）免疫预防。在流行季节前接种预防性疫苗。如流行性感冒、流行性腮腺炎、麻疹、水痘、风疹、流行性脑脊髓膜炎等疫苗。接种预防性疫苗是预防传染病发生的最佳手段。

（2）净化环境、保持室内空气新鲜。应定时开窗通风，保持室内空气流通。

（3）注意生活规律，保证充足睡眠。充足睡眠能消除疲劳，调节人体各种机能，增强免疫力。

（4）补充营养，适当增加水分和维生素的摄入，避免吸烟。

（5）加强锻炼，增强体质，增加户外活动时间，呼吸新鲜空气。

（6）加强个人卫生和个人防护。要勤洗澡、换衣、换被子，不要共用毛巾。勤打扫环境卫生，勤洗隔尘网。

（7）早发现、早治疗。一旦出现呼吸道感染症状，应及时就医。

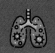

8
普通人员日常如何防护？

（1）外出时做好个人防护，从外取回物品如快递、外卖应先消毒后入内。

（2）家中配备体温计、药品、口罩、消毒剂等个人防护用品以及消毒产品等，做好充分准备。

（3）保持良好的生活习惯。主动做好个人与家庭成员的健康监测，自觉发热时要主动测量体温。

（4）每天定时开窗通风，保持室内空气流通，不具备自然通风条件的，可借助排气扇进行机械通风。房间每日至少上午、下午各进行1次开窗通风，每次30分钟以上。

（5）若出现发热、咳嗽、咽痛、胸闷、呼吸困难、乏力、恶心呕吐、腹泻、结膜炎、肌肉酸痛等可疑症状，应根据病情给药，如长时间症状不缓解或出现恶化，应及时到医疗机构就诊。

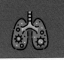

9 外出人员如何防护?

　　日常生活与工作出行人员,外出前往超市、餐馆等公共场所和乘坐公共交通工具时,要佩戴口罩,尽量减少与他人近距离接触。

　　远距离出行人员,需事先了解目的地是否为疾病流行地区。如必须前往疾病流行地区,应事先配备口罩、便携式免洗洗手液、体温计等必要物品。旅行途中,尽量减少与他人近距离接触,在人员密集的公共交通场所和乘坐交通工具时要佩戴 KN95/N95 及以上颗粒物防护口罩。

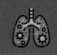

10

特定行业人员如何防护？

对于公共交通工具司乘人员、出租车司机、公共场所服务人员、警察、保安、媒体记者、快递人员等行业人员，因日常接触人员较多，存在感染风险，其所在单位应为其配置一次性使用医用口罩或医用外科口罩或 KN95/N95 及以上规格的颗粒物防护口罩，以及手消毒液、消毒纸巾、体温计等物品，并做好工作环境的日常清洁与消毒。

工作期间，应做好个人防护，规范佩戴口罩上岗。口罩在变形、弄湿或弄脏导致防护性能降低时需及时更换。注意保持手卫生，用洗手液或香皂流水洗手，或者使用免洗洗手液清洁双手。

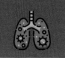

11
你会七步洗手法吗？

手与外界接触最为广泛，传播急性传染性疾病的机会较多，应学会用七步洗手法清洁自己的双手，以减少传染病的传播。

第一步（内），洗手掌：流水湿润双手后，涂抹洗手液（或肥皂），掌心相对，手指并拢相互揉搓。

第二步（外），洗背侧指缝：手心对手背沿指缝相互揉搓，双手交换进行。

第三步（夹），洗掌侧指缝：掌心相对，双手交叉沿指缝相互揉搓。

第四步（弓），洗指背：弯曲各手指关节，半握拳把指背放在另一手掌心旋转揉搓，双手交换进行。

第五步（大），洗拇指：一手握另一手拇指旋转揉搓，双手交换进行。

第六步（立），洗指尖：弯曲各手指关节，把指尖合拢在另一手掌心旋转揉搓，双手交换进行。

第七步（腕），洗手腕、手臂：揉搓手腕、手臂，双手交换进行。

需要特别注意的是，要彻底清洗戴戒指、手表和其他装饰品的部位。应先摘下手上的饰物再彻底清洁，因为手上戴了戒指，会使局部形成一个藏污纳垢的"特区"，稍不注意就会使细菌"漏网"。用七步

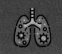

洗手法洗手时，每一步揉搓时间均应大于 15 秒。

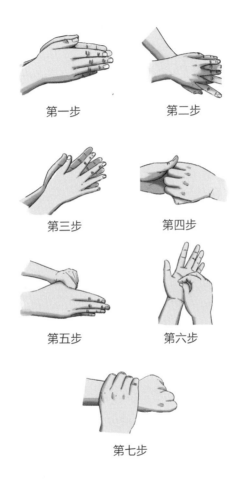

第一步　　　　　　第二步

第三步　　　　　　第四步

第五步　　　　　　第六步

第七步

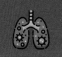

12

学校和幼托所等公共场所如何预防和消毒？

首先，教室表面特别是涉及墙面、地面以及可以搬动的小型器物和不易搬动的大型家具表面，每天都要进行湿式清洁，室内地面采用湿式打扫法。

其次，餐厅每次开饭前 15 ~ 30 分钟，要用含溴消毒剂擦拭消毒餐桌，待干后使用。

再次，定期或者传染病高发期可对教室四壁、门窗、地面、桌椅、围栏和大型家具的表面用含溴、含氯消毒剂擦拭消毒，可直接将消毒液喷洒到物体表面，按照由左及右、由上到下的顺序进行消毒，作用30 分钟后用清水洗净。

最后，学生和老师都要勤洗手，保持卫生，必要时戴上口罩。

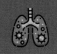

13
使用消毒剂有什么注意事项？

（1）使用任何消毒药品，必须认真阅读使用说明，严格按照说明进行药液配制。配制和分装高浓度消毒液时，要注意个人的防护（眼睛、手、皮肤等的保护）。

（2）消毒剂要置于阴凉、干燥处密封保存。

（3）消毒剂不能混用（如含氯消毒剂不能与洁厕灵混用）。

（4）消毒时，室内不能有人。

（5）喷洒含氯消毒剂等具有腐蚀作用的消毒剂时，喷口应尽量接近地面，避免人员吸入药物，避免喷洒在人员身上和金属物表面。

（6）用含氯消毒剂擦拭设施或设备后要保留30分钟以上，在使用前必须用清水洗净。

（7）喷洒酒精不可伤及面部，同时要避免接触或靠近明火，以防引起燃烧。

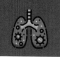

14
你真的了解发热吗？

发热是指机体在致热原作用下或各种原因下引起体温调节中枢的功能障碍时，体温升高超出正常范围。在正常情况下，人体产热和散热保持动态平衡。由于各种原因导致产热增加或者散热减少，则出现发热。

一般口腔温度超过37.3℃则定为发热。以口腔温度为标准，可以将发热分为：低热：37.3~38℃；中度发热：38.1 ~ 39℃；高热：39.1 ~ 41℃；超高热：41℃以上。当病原微生物入侵人体时，机体通过发热可以适当增强免疫力。体温高时，血流速度较快，白细胞能更加迅速地发现体内异常，把病原体扼杀在摇篮里。研究显示，体温每降低1℃，免疫力就会下降30%以上；体温每升高1℃，免疫力就会提升5 ~ 6倍（发热时间如果过长还是会对身体造成伤害，需要尽快前往医院就医）。

通识篇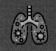

15
中医哪些传统功法可以
帮助增强身体素质？

人们可根据自身情况选择适当的体育锻炼方式或传统功法，增强身体素质，抵御病邪。推荐传统功法如下：

（1）八段锦：练习时间为 10 ~ 15 分钟，建议每天 1 ~ 2 次，根据个人体质状况，以能承受为宜。

（2）太极拳：推荐每日 1 次，每次 30 ~ 50 分钟为宜。

（3）肺力操：推荐每日 1 次，每次 3 ~ 5 分钟为宜。

（4）"三一二"经络锻炼法："三"指按摩合谷、内关、足三里三个穴位，"一"是意守丹田、腹式呼吸，"二"是指两下肢下蹲为主的体育锻炼。建议每天 1 ~ 2 次，根据个人状况，以能承受为宜。

以上均参考《河南省中医药学会呼吸病专业委员会新冠肺炎中医药防治方案》及《新型冠状病毒感染恢复期中医康复指导建议（试行）》

流感篇

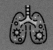

16
什么是流感病毒？

流感病毒属于正黏病毒科，为单股、负链、分节段 RNA 病毒。根据核蛋白和基质蛋白不同，分为甲、乙、丙、丁四型。目前感染人的主要是甲型流感病毒中的 H1N1、H3N2 亚型及乙型流感病毒中的 Victoria 和 Yamagata 系。而流行性感冒是流感病毒引起的一种急性呼吸道传染病，其中甲型和乙型流感病毒每年呈季节性流行，甲型流感病毒可引起全球大流行。

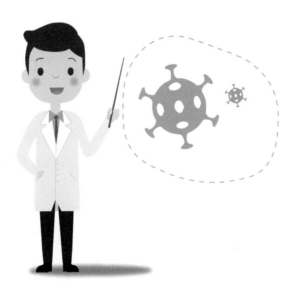

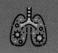

17
流感病毒感染的症状有哪些？

　　主要以发热、头痛、肌痛和全身不适起病，体温可达 39 ~ 40℃，可有畏寒、寒战，多伴全身肌肉关节酸痛、乏力、食欲减退等症状，常有咽喉痛、干咳，可有鼻塞、流涕、胸骨后不适，颜面潮红，眼结膜充血等。部分患者症状轻微或无症状。

　　儿童的发热程度通常高于成人，患乙型流感时恶心、呕吐、腹泻等消化道症状也较成人多见。新生儿可仅表现为嗜睡、拒奶、呼吸暂停等。

　　无并发症者病程呈自限性，多于发病 3 ~ 5 天后发热逐渐消退，全身症状好转，但咳嗽、体力恢复常需较长时间。

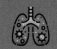

18
流感病毒感染重症病例的
高危人群有哪些？

（1）年龄＜5岁的儿童（年龄＜2岁更易发生严重并发症）。

（2）年龄≥65岁的老年人。

（3）伴有以下疾病或状况者：慢性呼吸系统疾病、心血管系统疾病（高血压除外）、肾病、肝病、血液系统疾病、神经系统及神经肌肉疾病、代谢及内分泌系统疾病、恶性肿瘤、免疫功能抑制等。

（4）肥胖者[体重指数，即BMI＞30；BMI＝体重（千克）/身高（米）^{2}]。

（5）妊娠及围产期妇女。

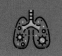

19
流感病毒感染实验室一般检查有哪些?

（1）血常规：外周血白细胞总数一般不高或降低，重症病例淋巴细胞计数明显降低。

（2）血生化：可有天冬氨酸氨基转移酶、丙氨酸氨基转移酶、乳酸脱氢酶、肌酐等升高。少数病例肌酸激酶升高；部分病例出现低钾血症等电解质紊乱。休克病例血乳酸可升高。

（3）动脉血气分析：重症患者可有氧分压、血氧饱和度、氧合指数下降，酸碱失衡。

（4）脑脊液：中枢神经系统受累者细胞数和蛋白可正常或升高；急性坏死性脑病典型表现为细胞数大致正常，蛋白增高。

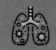

20
流感病毒感染常见并发症有哪些?

流感病毒感染中肺炎是其最常见的并发症,其他并发症有神经系统损伤、心脏损伤、肌炎和横纹肌溶解、休克等。儿童流感并发喉炎、中耳炎、支气管炎较成人多见。

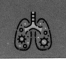

21
如何预防流感病毒？

接种流感疫苗是预防流感最有效的手段，可降低接种者罹患流感和发生严重并发症的风险。推荐60岁及以上老年人、6月龄至5岁儿童、孕妇、6月龄以下儿童家庭成员和看护人员、慢性病患者和医务人员等重点人群，每年优先接种流感疫苗。

药物预防不能代替疫苗接种。建议对有重症流感高危因素的密切接触者（且未接种疫苗或接种疫苗后尚未获得免疫力）进行暴露后药物预防，建议不要迟于暴露后48小时用药。可使用奥司他韦或扎那米韦等（剂量同治疗量，每日一次，使用7天）。

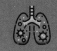

22
流感病毒感染的传染源是什么？

流感病毒感染患者和隐性感染者是主要传染源。从潜伏期末到急性期都有传染性，病毒在人呼吸道分泌物中一般持续排毒 3 ~ 7 天，儿童、免疫功能受损及危重患者病毒排毒时间可超过 1 周。

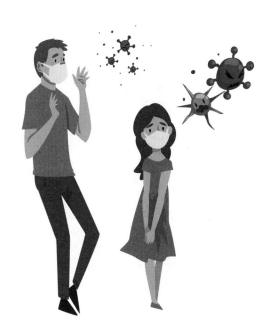

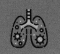

23
流感病毒传播途径有哪些?

（1）经呼吸道飞沫和密切接触传播是主要的传播途径。

（2）在相对封闭的环境中经气溶胶传播。

（3）接触被病毒污染的物品后也可造成传播。

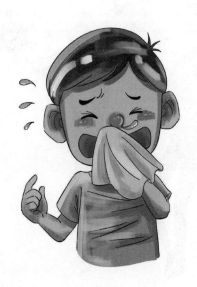

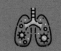

24
流感病毒易感人群有哪些?

　　人群对流感病毒普遍易感,但易感性低于新型冠状病毒。由于流感病毒常常发生变异,可反复感染,因此积极接种流感疫苗可有效预防流感病毒感染。

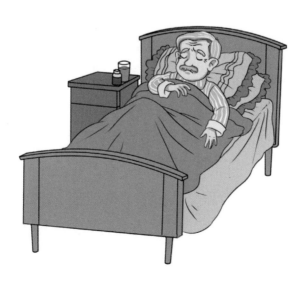

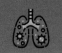

25
如何鉴别新型冠状病毒感染与流行性感冒?

　　新型冠状病毒感染轻型、普通型可表现为发热、干咳、咽痛等症状,与流感不易区别;重型、危重型表现为重症肺炎、急性呼吸窘迫综合征(ARDS)和多器官功能障碍,与重症、危重症流感临床表现类似。流行性感冒在潜伏期和急性期都具有传染性,新型冠状病毒感染在潜伏期同样具有传染性,其传染性比流行性感冒更强。因此二者的鉴别应当结合流行病学史和病原学。

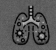

26
成人感染流感该如何用药？

流行性感冒是流感病毒引起的一种急性呼吸道传染病，一般分为甲型和乙型流感，所以治疗上首先需要抗病毒治疗，选用我国目前上市的三种抗病毒药物：神经氨酸酶抑制剂、血凝素抑制剂和 M2 离子通道阻滞剂。

（1）神经氨酸酶抑制剂

①奥司他韦 (胶囊 / 颗粒)：成人剂量每次 75mg，每日 2 次，疗程 5 天。

②扎那米韦 (吸入喷雾剂)：适用于成人及 7 岁以上青少年。用法：每次 10mg，每天 2 次 (间隔 12 小时)，疗程 5 天。不推荐原有哮喘或其他慢性呼吸道疾病患者使用吸入性扎那米韦。不推荐扎那米韦吸入粉剂用雾化器或机械通气装置给药。

③帕拉米韦：成人用量为 300 ~ 600mg，静脉滴注，每日 1 次，疗程 1 ~ 5 天；重症患者疗程可适当延长。

（2）血凝素抑制剂

阿比多尔：可用于成人甲型、乙型流感的治疗。用量为每次 200mg，每日 3 次，疗程 5 天。我国临床应用数据有限，需密切观察

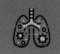

疗效和不良反应。

（3）M2 离子通道阻滞剂

金刚烷胺和金刚乙胺：对目前流行的流感病毒株耐药，不建议使用。

如果出现其他不可控的症状，应尽快寻求医疗专业人员的帮助。

以上参考《流行性感冒诊疗方案（2020 年版）》

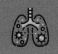

27

儿童感染流感该如何用药？

儿童感染流感，主要选用我国目前上市的神经氨酸酶抑制剂类的抗病毒药物。

（1）奥司他韦（胶囊/颗粒）。1岁以下儿童推荐剂量：0～8月龄，每次3.0mg/kg，每日2次；9～11月龄，每次3.5mg/kg，每日2次。1岁及以上年龄儿童推荐剂量：体重不足15kg者，每次30mg，每日2次；体重15～23kg者，每次45mg，每日2次；体重23～40kg者，每次60mg，每日2次；体重大于40kg者，每次75mg，每日2次。疗程5天，重症患者疗程可适当延长。

（2）扎那米韦（吸入喷雾剂）。适用于成人及7岁以上青少年，用法：每次10mg，每天2次（间隔12小时），疗程5天。不推荐原有哮喘或其他慢性呼吸道疾病患儿使用吸入性扎那米韦。

（3）帕拉米韦。小于30天新生儿6mg/kg，31～90天婴儿8mg/kg，91天至17岁儿童少年10mg/kg，静脉滴注，每日1次，疗程1～5天，重症患儿疗程可适当延长。

如果出现其他不可控的症状，应尽快寻求医疗专业人员的帮助。

以上参考《流行性感冒诊疗方案（2020年版）》

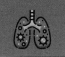

28
感染流感的重症病例如何治疗？

　　对于感染流感重症病例的治疗原则是：积极治疗原发病，防治并发症，并进行有效的器官保护和功能支持。

　　低氧血症或呼吸衰竭是重症和危重症患者的主要表现，需要密切监护，及时给予相应的治疗，包括常规氧疗、鼻导管高流量氧疗、无创通气或有创机械通气等。对难治性低氧血症患者，可考虑使用体外膜肺氧合。出现其他脏器功能损害时，给予相应支持治疗。

　　对于重症病例来说，具体的治疗仍需医院根据患者的状况进行对应的处理。

以上参考《流行性感冒诊疗方案（2020 年版）》

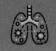

29 感染流感的轻症患者如何用中药治疗？

流感的轻症分为风热犯卫、风寒束表、表寒里热、热毒袭肺四个证型。

（1）风热犯卫。症见：发病初期，发热或未发热，咽红不适，轻咳少痰，口干。舌脉：舌边尖红，苔薄或薄腻，脉浮数。治法：疏风解表，清热解毒。基本方药：银翘散加减。

（2）风寒束表。症见：发病初期，恶寒，发热或未发热，无汗，身痛头痛，鼻流清涕。舌脉：舌质淡红，苔薄而润，脉浮紧。治法：辛温解表。基本方药：麻黄汤加味。

（3）表寒里热。症见：恶寒，高热，头痛，身体酸痛，咽痛，鼻塞，流涕，口渴。舌脉：舌质红，苔薄或黄，脉数。治法：解表清里。基本方药：大青龙汤加减。

（4）热毒袭肺。症见：高热，咳喘，痰黏、痰黄、咯痰不爽，口渴喜饮，咽痛，目赤。舌脉：舌质红，苔黄或腻，脉滑数。治法：清热解毒，宣肺化痰。基本方药：麻杏石甘汤加减。

如果出现其他不可控的症状，应尽快寻求医疗专业人员的帮助。

以上参考《流行性感冒诊疗方案（2020 年版）》

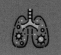

30 感染流感的重症患者如何用中药治疗？

流感的重症分为毒热壅盛，毒热内陷、内闭外脱两个证型。

（1）毒热壅盛。症见：高热不退，烦躁不安，咳嗽，喘促短气，少痰或无痰，便秘腹胀。舌脉：舌质红绛，苔黄或腻，脉弦滑数。治法：解毒清热，通腑泻肺。基本方药：宣白承气汤加味。

（2）毒热内陷、内闭外脱。症见：神识昏蒙，唇甲紫暗，呼吸浅促，或咯吐血痰，或咯吐粉红色血水，胸腹灼热，四肢厥冷，汗出，尿少。舌脉：舌红绛或暗淡，脉微细。治法：益气固脱，泻热开窍。基本方药：参附汤加减。

如果出现其他不可控的症状，应尽快寻求医疗专业人员的帮助。

以上参考《流行性感冒诊疗方案（2020 年版）》

1

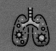

31
感染流感后恢复期如何用中药治疗？

流感的恢复期证型多为气阴两虚，正气未复。症状：神倦乏力，气短，咳嗽，痰少，纳差。舌脉：舌质淡、少津，苔薄，脉弦细。治法：益气养阴。基本方药：沙参麦门冬汤加减。

如果出现其他不可控的症状，应尽快寻求医疗专业人员的帮助。

以上参考《流行性感冒诊疗方案（2020年版）》

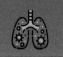

32
感染流感后可选用哪些中成药？

根据不同的证型选用不同的中成药：

（1）风热犯卫。选用疏风解表、清热解毒类，如金花清感颗粒、连花清瘟胶囊（颗粒）、清开灵颗粒（胶囊、软胶囊、片）、疏风解毒胶囊、银翘解毒丸（颗粒、胶囊、软胶囊、片）等。儿童可选儿童抗感颗粒、小儿豉翘清热颗粒等。

（2）风寒束表。选用九味羌活丸（颗粒）、正柴胡饮颗粒、感冒清热颗粒（胶囊）等。

（3）表寒里热。选用连花清瘟胶囊、金花清感颗粒等。

（4）热毒袭肺。选用清热解毒、宣肺止咳类，如连花清瘟胶囊（颗粒）、金花清感颗粒、疏风解毒胶囊、银黄口服液（颗粒、胶囊、片）等。儿童可选小儿肺热咳喘颗粒（口服液）等。

如果出现其他不可控的症状，应尽快寻求医疗专业人员的帮助。

以上参考《流行性感冒诊疗方案（2020 年版）》

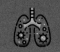

33
流感病毒感染者康复后
还具有传染性吗？

    流感病毒感染后感染者一般持续排毒时间为 3 ~ 7 天，儿童、免疫功能受损及危重患者病毒排毒时间可超过 1 周，如果感染者经治疗或自愈后，流感病毒检测由阳性转为阴性，此时感染者就不再具有传染性。

普通感冒篇

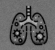

34
普通感冒的症状表现有哪些?

　　普通感冒大部分是由病毒引起的，鼻病毒是引起普通感冒最常见的病原体。四季皆可发病，以季节交替时和冬、春季节多见。多为散发性，传染性较弱，起病较慢，上呼吸道症状明显，全身症状较轻。起病较急，初期有咽干、咽痒或烧灼感，发病同时或数小时后，可有喷嚏、鼻塞，流清水样鼻涕，2 ~ 3天后鼻涕变稠。可伴咽痛，有时由于耳咽管炎使听力减退，也可出现流泪、味觉迟钝、呼吸不畅、声嘶、少量咳嗽等。一般发热较轻、有轻度畏寒和头痛。检查可见鼻黏膜充血、水肿、有分泌物，咽部轻度充血。如无并发症，一般5 ~ 7天痊愈。

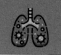

35
中医对普通感冒的认识有哪些？

感冒是以鼻塞、流涕、喷嚏、头痛、恶寒、发热、全身不适为主症的病证，是最常见的外感病之一，是因六淫、时行之邪，侵袭肺卫，以致卫表不和、肺失宣肃而为病。六淫病邪或时行之邪侵袭人体能否引起感冒，关键在于人体正气之强弱，同时与感邪的轻重有关。

感冒的病位在肺卫，其基本病机是外邪侵袭。以风为首的六淫病邪或时邪病毒，侵袭人体的途径或从口鼻而入，或从皮毛而入。因风性轻扬，为病多犯上焦，故《素问·太阴阳明论》云"伤于风者，上先受之"。肺为脏腑之华盖，其位最高，开窍于鼻，职司呼吸，外合皮毛，其为娇脏，不耐邪侵，故外邪从口鼻、皮毛入侵，肺卫首当其冲。肺卫功能失调，导致卫表不和，肺失宣肃，尤以卫表不和为主要方面。卫表不和，故见恶寒、发热、头痛、身痛、全身不适等卫表症状；肺失宣肃，故见鼻塞、流涕、喷嚏、喉痒、咽痛等不适。

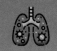

36
如何鉴别新型冠状病毒感染与普通感冒？

普通感冒多表现为呼吸道局部症状，如打喷嚏、流鼻涕、鼻塞或咽干、咽痒、咽痛等。普通感冒传染性较低，全身性症状少见，患者预后良好，多无后遗症状。普通感冒患者的血常规检查多表现为淋巴细胞计数比例升高，重症患者可有白细胞总数和淋巴细胞计数下降；新型冠状病毒感染患者的血常规表现多为淋巴细胞计数下降。

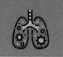
37
如何鉴别流行性感冒与普通感冒？

流行性感冒多起病急，具有较强的传染性，全身性症状比普通感冒较重，呼吸道症状较轻，老年人及伴有慢性呼吸道疾病、心脏病等患者易并发肺炎。普通感冒的流感病原学检测呈阴性，因此追踪流行病学史有助于二者的鉴别诊断。

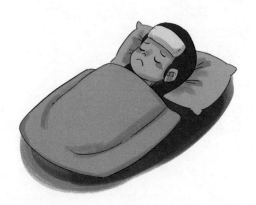

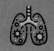

38
对于普通感冒中药如何治疗？

　　根据不同临床表现，感冒可分为风热感冒、风寒感冒、气虚感冒、暑湿感冒四类。

　　（1）风热感冒。治宜：疏风解表，清热解毒。方药：银翘散加减。中成药：板蓝根颗粒、银翘解毒片、双黄连口服液等。

　　（2）风寒感冒。治宜：辛温解表，宣肺散寒。方药：麻黄汤加味。中成药：风寒感冒颗粒、荆防颗粒、正柴胡饮颗粒等。

　　（3）气虚感冒。治宜：益气解表，调和营卫。方药：参苏饮。中成药：玉屏风颗粒等；补气食物，如小米、粳米、糯米等。

　　（4）暑湿感冒。治宜：清暑祛湿解表。方药：新加香薷饮。中成药：藿香正气水、十滴水、甘露消毒丸等。

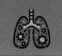

39

对于普通感冒西药如何治疗？

感冒目前无特效抗病毒药物，以对症治疗、缓解感冒症状为主，同时注意休息、适当补充水分、保持室内空气流通，避免继发细菌感染。

（1）缓解鼻塞、流涕、打喷嚏。应用减充血剂伪麻黄碱类等，如盐酸伪麻黄碱缓释片、小儿伪麻滴剂，一般药名中有"伪麻"二字。

（2）减轻咳嗽、打喷嚏、流涕。应用抗过敏药氯苯那敏、氯雷他定等，如马来酸氯苯那敏片，复方感冒药名中常有"敏"字，如酚氨咖敏片。

（3）镇咳药。可待因、右美沙芬、那可丁、苯丙哌林等，如复方磷酸可待因口服液，复方感冒药名中常含镇咳药。

（4）祛痰药。愈创木酚甘油醚、氨溴索、溴己新、乙酰半胱氨酸、羧甲司坦等，如儿童常用的吸入用乙酰半胱氨酸。

（5）解热镇痛药。针对发热、咽痛、全身酸痛：对乙酰氨基酚、布洛芬等，如布洛芬混悬液，复方感冒药名中常含对乙酰氨基酚。

（6）头孢、青霉素等抗细菌感染药物。如不对症，不建议使用。感冒多是病毒，合并有细菌感染考虑联合用药。

甲流篇

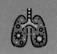

40
甲流是什么？有传染性吗？

流感病毒按其核蛋白可分为甲、乙、丙、丁四种类型。甲流是甲型流感的简称，是由甲型流感病毒感染引起的急性呼吸道传染病。常发生于冬、春季并可引起季节性流行，人群普遍易感。

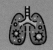

41
甲流有哪些症状？

　　流感起病急，大多为自限性。主要以发热、头痛、肌痛和全身不适起病，体温最高可达 39 ～ 40℃，可有畏寒、寒战，多伴肌肉关节酸痛、乏力、食欲减退等全身症状，常有咽喉痛、干咳，可有鼻塞、流涕、胸骨后不适、颜面潮红、眼结膜充血等。部分患者症状轻微或无症状。

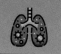

42
甲流是新病毒吗？

　　如今的甲流是常见呼吸道传染病，不是突然出现的新病毒。学术上甲流是指一类流感病毒，现在的甲流疫情，是指甲流病毒引起的季节性流感。而季节性流感是长期伴随我们社会的常见呼吸道传染病，不是现在突然出现的，往年也有。而且历年季节性流感最大的"推手"也是甲流。

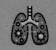

43
甲流患者发热有哪几个阶段?

　　甲型流感患者发热一般为持续高热、腹痛、鼻塞、肌肉酸痛四个阶段。

　　(1)持续高热:持续高热是甲型流感的典型症状,在疾病刚刚发生的时候,患者就会出现高热反应,发热的温度可能会达到39℃及以上,此时可以使用冰袋或冰毛巾对额头部位进行冷敷,能够起到物理降温的效果,同时可在医生指导下服用药物进行退热。

　　(2)腹痛:当病情不断发展时,还可能会对腹部造成一定的损害,使患者出现腹痛的反应,还有可能会伴有腹泻及食欲下降等临床症状。出现腹痛的情况时可以在医生的指导下服用药物进行治疗。

　　(3)鼻塞:甲型流感发生之后患者通常会出现很多类似感冒的症状,而鼻塞就是其中比较常见的,这种鼻塞会直接影响患者的呼吸。此时可以使用生理盐水来清洗鼻腔,或是用热毛巾对鼻部进行热敷,一般可缓解症状。

　　(4)肌肉酸痛:患者在发热以后,由于体内营养物质消耗过多,会启动机体的无氧酵解过程以获取能量,导致体内堆积大量的乳酸及毒素,还会引起患者出现肌肉酸痛的症状。当出现肌肉酸痛的情况时,可以适当对肌肉进行按摩,多注意休息,一般可以缓解。

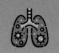

44
甲流和普通感冒有什么区别？

　　甲流是由甲型流感病毒引起的急性上呼吸道传染病，主要症状为发热、头痛、肌肉关节酸痛、周身不适，也有一部分表现为咽喉肿痛、流涕、上吐下泻等，严重的还可以出现肺炎。甲流主要通过呼吸道飞沫传播，人群普遍易感。

　　普通感冒主要是上呼吸道的卡他样症状，如出现流鼻涕、咳嗽等症状表现，且病程相对甲流较短。

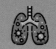

45
甲流与新冠病毒感染有哪些区别？

甲流与新冠病毒感染在上呼吸道方面的症状相似。

但是，甲流的典型症状是发热与全身肌肉酸痛，而感染了新冠病毒的轻症与无症状患者一般不会出现这些情况。此外，新冠病毒感染还可能会带来味觉、嗅觉的异常，部分新冠病毒感染患者会出现呕吐、腹泻与结膜炎的症状，这些症状在甲流感染中相对少见。特别是对味觉和嗅觉的影响，是新冠病毒感染的特点。

从临床来看，非重症的新冠病毒感染患者发生肺炎的情况比甲流多一些，对于老年人、有基础疾病的高危人群而言，感染甲流后出现肺部疾病等重症的案例比新冠病毒感染少。

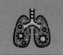

46

甲流会像新冠病毒感染一样引起大暴发吗？

甲流其实每年都会出现，虽然甲流的流行范围特别广泛，但一般受感染的基本上是中小学生或者是免疫力比较低下的老年人，通常情况下不会出现大面积的感染，也不会像新冠病毒感染一样形成大流行。另外，甲流暴发之后，症状也不会像新冠病毒感染那般严重。

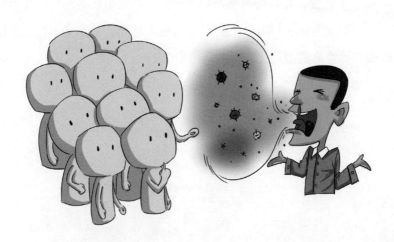

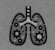

47
如何判断自己是否得了甲流？

　　甲流患者发热时体温往往较普通感冒更高，可达到39℃以上。假如发现自己出现了一些上呼吸道症状，建议可以先进行流感抗原筛查，然后再进行药物治疗。甲流的病程较长，一般在 3 ～ 5 天，严重者可达 5 ～ 7 天，而普通感冒一般经历 1 ～ 2 天的流涕、咳嗽症状后往往就能好转。

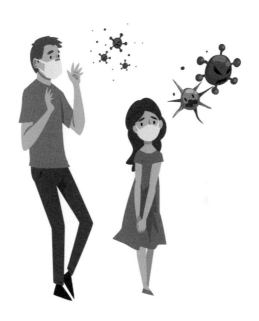

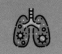

48
甲流与新冠病毒感染会合并感染或重复感染吗?

甲流等病毒性传染病感染康复后,短时间内会形成一定免疫屏障,有一定保护力。但甲流与新冠病毒感染两者都属于呼吸道传染病,如有基础疾病或自身免疫功能低下,当再次遇到甲流、新冠病毒感染流行,仍存在合并新冠病毒或者是流感病毒同时感染的可能性。

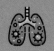

49
得过甲流之后，会产生免疫力吗？

　　甲流之类的病毒性传染病感染以后，短时间内都有一定的保护力，会形成一定的免疫屏障。实际这种呼吸道传染病预防都是类似的，我们在新冠病毒感染防控期间养成的良好卫生习惯，还是希望大家继续保持下去。一方面是戴口罩、手卫生、勤通风保持社交距离。另一方面，对年老体弱者和儿童，还有高风险人群，建议接种流感疫苗，降低暴发的风险，也降低感染后的症状。

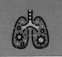

50
甲流有潜伏期吗？

流感病毒潜伏期常为 1 ~ 4 天（平均 2 天），大多数无并发症的甲流患者症状在 3 ~ 7 天缓解，但咳嗽和体力恢复常需 1 ~ 2 周。轻型患者发热不超过 39℃，症状较轻，病程历时 2 ~ 3 天。

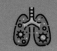

51
如何科学预防甲流？

流感病毒对热、酸碱和紫外线均敏感，通常 56℃ 下 30 分钟可被灭活，对碘伏、乙醚均敏感。主要预防措施如下：

（1）避免接触感染患者，尽量减少到人群密集场所活动。

（2）勤洗手，佩戴口罩。

（3）保持环境清洁并通风。

（4）出现症状应及早就医，居家休息。

（5）加强集体单位健康监测。

（6）及时接种疫苗。

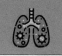

52
甲流来袭，如何做好消毒？

当家中有甲流患者时，除勤通风、加强手卫生外，还应注意做好患者的隔离与其他人的个人防护，对可能被污染的物体台面做好清洁与消毒。

（1）对于患者接触的环境物体表面，可使用含有效氯 250mg/L 的含氯消毒剂进行消毒，或按产品说明书要求配制使用；也可使用消毒湿巾擦拭消毒，消毒湿巾有效成分多为复合季铵盐类，按说明书使用即可；对于小件物品表面也可使用 75% 酒精擦拭消毒。

（2）患者产生的垃圾要放置到专用垃圾桶，清理前用含有效氯 500 ~ 1000mg/L 的消毒剂喷洒消毒至完全湿润，扎紧塑料口袋打包，再次消毒后丢弃。

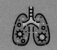

53
甲流常用对症治疗药物有哪些？需不需要使用抗病毒药物？

（1）发热疼痛。对乙酰氨基酚：6 ~ 12岁儿童一次0.5片；12岁以上儿童及成人一次1片。布洛芬一次1片。

（2）咳嗽咳痰（黏痰难以咳出）。氨溴索：成人一次1 ~ 2片，一日3次，饭后服。溴己新：成人一次1 ~ 2片，一日3次。乙酰半胱氨酸：成人一次2包，一日3次；小儿一次1包，一日3次。羧甲司坦：2 ~ 5岁儿童一次0.5片；6 ~ 12岁儿童一次1片；12岁以上儿童及成人一次2片，一日3次。

（3）干咳。右美沙芬：成人一次1 ~ 2片，一日3 ~ 4次；喷托维林：每次1片，一日3 ~ 4次。

（4）流鼻涕。氯苯那敏：成人一次1片，一日1 ~ 3次。苯海拉明：成人一次1片，一日2 ~ 3次；氯雷他定：成人及12岁以上儿童一日1次，一次1片。2 ~ 12岁儿童：体重＞30千克一日1次，一次1片；体重≤30千克一日1次，一次半片。

（5）鼻塞。伪麻黄碱缓释片，成人一次0.12g（1片），一天2次。

目前临床使用的复方感冒药多数是上述几种成分的联合，不建议复方感冒药联合使用；复方感冒药和上述对症治疗药物联合使用时也应注意有无重复成分，避免单一成分剂量过大。

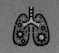

　　流感是自限性疾病，不是每个患者都需要使用抗病毒药物，建议在重症风险较高、症状较重的情况下早期使用，使用抗病毒药物能缩短病程、减轻症状、降低重症风险。

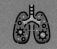

54
重点人群如何预防，
需要接种疫苗吗？

老年人和儿童是流感流行期间的脆弱人群。这两类重点人群做好流感预防要做到以下三点：首先，推荐婴幼儿、儿童和有基础疾病的老年人要在每年流行季节前接种流感疫苗；其次，建议重点人群在流感流行期间减少外出，坚持戴口罩、勤通风、勤洗手；最后，幼托机构及学校是儿童、青少年聚集场所，要特别注意对流感的预防，一旦班级里有学生发热，建议在家充分休养，待完全康复后再上学。

重点人群在每年流感流行期来临前接种疫苗可以减少患流感的概率。对于 6 月龄以下的婴幼儿，因为无法接种流感疫苗，鼓励同住者和看护者积极接种流感疫苗。

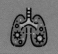

55
儿童感染了甲流怎么办?

　　主要结合流行病学史、临床表现和病原学检查,考虑是否为甲流。

　　即使得了流感,家长也不要恐慌。若体温不超过39℃,多为轻症甲流,一般3～4天后体温逐渐下降,其他症状也随之好转,但咳嗽好转和体力恢复需要1～2周时间。若出现高热、寒战、肌肉酸痛、头疼、乏力、剧烈咳嗽、气促、嗜睡、烦躁、惊厥等症状,应及时就诊。

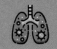

56
儿童感染甲流后如何进行居家护理？

首先，孩子感染甲流发热后，很多家长都习惯给孩子"捂汗"，但这是不可取的。孩子感染后居家护理时，室内温度不宜过高，跟平时差不多即可，特别是要注意不能让孩子多穿衣服或者捂紧被子，这样反倒不利于康复。

其次，饮食一定要以清淡为主，最好是汤汤水水多一点，煮粥或做清淡的汤。因为人体在发热的时候会加速水分蒸发，所以需要及时补充水分，这样做有利于儿童尽快康复。

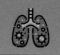

57
面对甲流，老年人怎么预防？

大多数流感都是自限性疾病，不用太紧张，但有少数会出现重症，尤其对老年人或有基础疾病的人群，还是有些风险。重视防护，尽量避免感染是上策。

（1）在流感流行季节之前积极接种流感疫苗，可降低罹患流感的概率，并减少重型和危重型流感的发生。

（2）在流感流行季节，尽量减少去人员密集的场所，确需出行时要规范佩戴口罩，做好手卫生。

（3）尽可能避免与有呼吸道疾病症状的人密切接触。

（4）增强自身免疫力是根本，均衡营养、科学运动、规律作息、心态平和乐观。

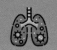

58
有基础疾病的老年人要注意什么?

老年人容易患糖尿病、高血压、冠心病、慢性阻塞性肺疾病等各种合并疾病,感染甲型流感后需注意原发疾病的治疗,原发疾病明显加重时需及时就医。

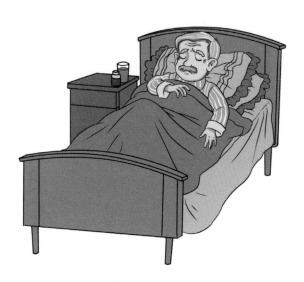

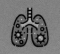

59

老年人患上甲流后，
哪些情况需要立即去医院？

老年患者出现下列状况之一需警惕发展为重症，应及早住院治疗：

（1）高热超过 3 天。

（2）严重咳嗽，出现浓痰和血痰，出现呼吸困难。

（3）意识改变，反应迟缓、嗜睡，或惊觉、烦躁。

（4）CT 提示有肺炎表现。

（5）呕吐、腹泻严重，有脱水情况。

如没有出现以上情况，大部分甲流患者可在家观察处理。

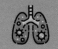

60

在家治疗的老人要如何用药、退热？
出现哪些问题需要及时去医院？

老人在家要多饮水，遵医嘱服用抗病毒药物，如奥司他韦或清热抗病毒中成药。

有呕吐、腹泻情况时注意及时补充水分及电解质，体温 38.5℃以上可考虑服用退热药物。

居家隔离观察治疗的老人应注意保持室内通风，适当活动，不要过度，注意休息。出现前述发展为重症风险的情况或原有基础疾病急性加重时需及时就医。

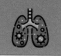

61
面对甲流，日常需要注意哪些？

甲流患者日常注意事项也是比较多的，如应该注意好个人的身体卫生、控制饮食、规律作息、规范服药等，以免导致症状加重，不利于自身健康和身体恢复。

（1）注意饮食：甲型流感具有较强的传染性，患病期间应注意饮食清淡，可以适量地增加饮水量，多吃富含维生素的食物，有助于促进机体的血液循环。保持饮食的营养均衡，避免暴饮暴食现象出现，以免增加胃肠道负担。

（2）规律作息：日常生活中也要养成良好的起居习惯，注意休息，应做到早睡早起，避免长期熬夜或过度劳累，保证充足的睡眠。

（3）规范应用药物：甲流患者用药时应严格遵医嘱，足量、足疗程应用药物。

（4）除此之外，平时应避免去人多的公共场所，做到戴口罩、勤洗手、常消毒。

新冠病毒感染篇

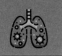

62
什么是新型冠状病毒？

　　"新型冠状病毒"是属于 β 属的新型冠状病毒，有包膜，颗粒呈圆形或椭圆形，直径 60～140nm。具有 5 个必需基因，分别针对核蛋白（N）、病毒包膜（E）、基质蛋白（M）和刺突蛋白（S）4 种结构蛋白及 RNA 依赖性的 RNA 聚合酶（RdRp）。因其是一种先前未在人类中发现的冠状病毒新毒株，所以命名为"新型冠状病毒"。

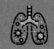

63
新型冠状病毒感染的症状有哪些?

　　新型冠状病毒感染主要表现为咽干、咽痛、咳嗽、发热等,发热多为中低热,部分病例亦可表现为高热,热程多不超过 3 天;部分患者可伴有肌肉酸痛、嗅觉味觉减退或丧失、鼻塞、流涕、腹泻、结膜炎等。少数患者病情继续发展,发热持续,并出现肺炎相关表现。

　　重症患者多在发病 5 ~ 7 天后出现呼吸困难和(或)低氧血症。严重者可快速进展为急性呼吸窘迫综合征、脓毒症休克、难以纠正的代谢性酸中毒和出凝血功能障碍及多器官功能衰竭等。极少数患者还可有中枢神经系统受累等表现。

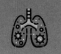

64
新型冠状病毒感染实验室
一般检查有哪些表现？

发病早期外周血白细胞总数正常或减少，可见淋巴细胞计数减少，部分患者可出现肝酶、乳酸脱氢酶、肌酶、肌红蛋白、肌钙蛋白和铁蛋白增高。多数患者 C 反应蛋白（CRP）和血沉升高，降钙素原（PCT）正常。重型、危重型患者可见 D- 二聚体升高、外周血淋巴细胞进行性减少，炎症因子升高。

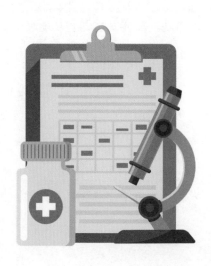

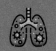

65
新型冠状病毒感染胸部
影像学检查有哪些表现？

早期呈现多发小斑片影及间质改变，以肺外带明显。进而发展为双肺多发磨玻璃影、浸润影，严重者可出现肺实变，胸腔积液少见。多系统炎症综合征（极少数儿童可见）时，心功能不全患者可见心影增大和肺水肿。

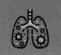

66
如何确诊新型冠状病毒感染？

根据国家中医药管理局中医疫病防治专家委员会 2022 年 12 月 10 日发布的《新冠病毒感染者居家中医药干预指引》的建议，新冠病毒核酸检测阳性为确诊的首要标准，下面内容为补充诊断证据。

（1）具有新冠病毒感染的相关临床表现。

（2）具有以下一种或以上病原学、血清学检查结果：①新冠病毒核酸检测阳性；②新冠病毒抗原检测阳性；③新冠病毒分离、培养阳性；④恢复期新冠病毒特异性 IgG 抗体水平为急性期 4 倍或以上升高。

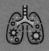

67
新型冠状病毒感染常见并发症有哪些?

　　新型冠状病毒感染出现并发症多与患者病情严重程度有关。对于危重症的患者常可以出现急性呼吸窘迫综合征（ARDS），严重患者可有呼吸衰竭。此外，部分患者还可因心肌炎、心脏功能损害而导致心力衰竭、心律失常等并发症。严重的患者可以继发肝、肾功能的损害，甚至因多脏器功能衰竭而死亡。

　　一些患者还可见到继发细菌或真菌的混合感染，如肺部混合感染、脓毒血症，甚至伴有感染性休克。严重的患者还可以继发胸腔积液、肺栓塞等并发症。

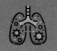

68
新型冠状病毒感染的重型 / 危重型高危人群有哪些？

（1）大于 65 岁，尤其是未全程接种新冠病毒疫苗者。

（2）有心脑血管疾病（含高血压）、慢性肺部疾病、糖尿病、慢性肝脏或肾脏疾病、肿瘤等基础疾病，以及维持性透析患者。

（3）免疫功能缺陷（如艾滋病患者、长期使用皮质类固醇或其他免疫抑制药物导致免疫功能减退状态）患者。

（4）肥胖（BMI ≥ 30）者。

（5）晚期妊娠和围产期女性。

（6）重度吸烟者。

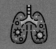

69
新型冠状病毒的传染源是什么？

病毒的传染源主要是新型冠状病毒感染者，感染者在潜伏期即有传染性，发病后 5 天内传染性较强。

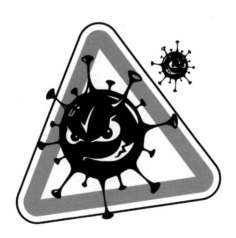

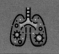

70
如何切断新型冠状病毒的
传播途径？

新型冠状病毒感染的传播途径为经呼吸道飞沫、气溶胶和密切接触传播，接触病毒污染的物品也可造成感染。因此，在流行期，出门须佩戴口罩，避免与感染者及其接触过的物品接触，如需接触先消毒。

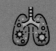

71
怎么避免感染新冠病毒？

　　所有人群对新冠病毒普遍易感，目前主要的预防措施就是接种新冠疫苗、确保饮食营养、服用预防性中药、加强身体锻炼。

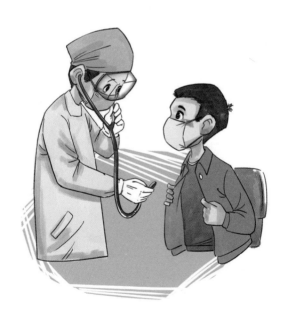

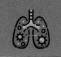

72
新冠疫苗在人体内是
如何发挥作用的？

接种疫苗后，人体会产生保护性抗体，有的疫苗还会让人体产生细胞免疫,形成相应的免疫记忆。这样,人体就有了对抗疾病的免疫力。一旦有新冠病毒侵入人体，疫苗产生的抗体、细胞免疫释放的细胞因子就能识别、中和或杀灭病毒，而免疫记忆也很快调动免疫系统发挥作用，让病毒无法在体内持续增殖，从而达到预防疾病的目的。

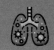

73
有什么预防的中药吗？

可以使用预防处方——益肺宁方。

药物组成：人参 3g，紫苏叶 12g，蒲公英 15g，金银花 12g，广藿香 12g，白芷 6g，橘红 3g。

用法用量：每天 1 剂，分 2 次水煎，分 2 次温服。连服 6 天为 1 个疗程。疫情期间，每 1 个月服用 1 个疗程。

如果出现其他不可控的症状，应尽快寻求医疗专业人员的帮助。

以上参考《河南省中医药学会呼吸病专业委员会新冠肺炎中医药防治方案》与《新型冠状病毒感染恢复期中医康复指导建议 (试行)》。

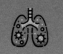

74
如何选取穴位按摩来
预防新冠病毒感染?

我们选取以下三个穴位进行按摩来预防新冠病毒感染。

(1)按揉合谷穴

位置:合谷穴位于虎口,第一、二掌骨间,第二掌骨桡侧中点。

操作方法:采用拇指按揉法在穴位上操作,右手拇指按揉左手合谷,左手拇指按揉右手合谷。揉动的过程中,以自己感到酸胀为度,带动皮下组织运动,拇指和皮肤之间不能有摩擦。在两侧合谷穴上按揉持续时间各 3 ~ 5 分钟,每天早晚各做 1 次。

(2)揉擦迎香穴

位置:迎香穴位于鼻翼外缘中点旁,鼻唇沟中。

操作方法:采用擦法操作,左手擦左侧,右手擦右侧。先擦热双手,握空拳,以两手拇指指骨间关节背侧,紧贴于鼻梁两侧,上下摩擦;或以中指指腹上下摩擦。上下一次为一拍,可做4个八拍或以发热为度。每天早晚各做 1 次。

(3)按揉风池穴

位置:风池穴位于后枕部,胸锁乳突肌与斜方肌上端之间的凹陷处。

操作方法:采用拇指按揉法操作,双手放在头部两侧,掌心对着

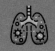

耳朵，双手拇指分别按在两侧的风池穴上。揉动的过程中，以自己感到酸胀为度，带动皮下组织运动，手指和皮肤之间不能有摩擦。

如果出现其他不可控的症状，应尽快寻求医疗专业人员的帮助。

以上参考《河南省中医药学会呼吸病专业委员会新冠肺炎中医药防治方案》与《新型冠状病毒感染恢复期中医康复指导建议（试行）》。

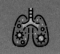

75
中医预防新冠病毒感染的方法还有哪些?

可以使用中药空气熏蒸的方法。

（1）雾化熏蒸法

药物：藿香 30g，艾叶 30g，白芷 15g，石菖蒲 15g，鱼腥草 30g，薄荷 5g。

用法：上述药物加水煎煮成 1000 毫升药液，置于超声雾化雾化器内，关闭门窗熏 30 分钟，1 ~ 2 次 / 天。一般 20 ~ 30 米^2 放置一个超声雾化消毒器，熏蒸完毕后可开窗通风。

（2）艾草熏雾法

药物：艾叶 30g，或艾绒 20g，或艾条 1 支。

用法：在相对封闭的环境中或疫情较为严重的环境中，可将艾草置入金属器皿内，加入少许 95% 酒精使其浸湿，点燃烟熏，但应注意勿产生明火。熏雾时间为 30 ~ 60 分钟。需要提醒的是，烟雾熏烧过程中注意防火。

如果出现其他不可控的症状，应尽快寻求医疗专业人员的帮助。

以上参考《河南省中医药学会呼吸病专业委员会新冠肺炎中医药防治方案》与《新型冠状病毒感染恢复期中医康复指导建议（试行）》。

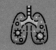

76
抗原检测和核酸检测
区别在哪儿？

　　抗原就是病毒的蛋白质成分，新冠病毒形态呈球形，球的外壳主要由蛋白质和脂类组成，核心则是病毒的核酸和蛋白质结合形成的复合物。抗原检测就是从抗体出发去检测病毒的蛋白质成分，从而判断待检标本中是否含有病毒。

　　简而言之，抗原检测更方便、快捷，但敏感性稍差。核酸检测更复杂，获取结果时间长，但敏感性更高。

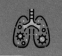

77
抗原检测结果能否取代核酸检测结果？

不能。核酸检测依然是新冠病毒感染的确诊依据。抗原检测可以作为核酸检测的补充。

核酸检测阳性：按照新冠病毒感染者或新冠确诊患者处置方法采取相应措施。

核酸检测阴性、抗原检测阳性：视同新冠病毒感染者。密切观察，对症治疗。

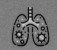

78
哪些感染者适合居家治疗?

（1）未合并严重基础疾病的无症状或症状轻微的感染者。

（2）基础疾病处于稳定期，无严重心、肝、肺、脑、肾等重要脏器功能不全等需要住院治疗的感染者。

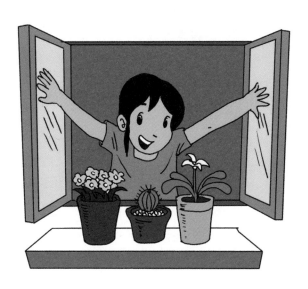

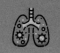

79
什么情况下需要前往医院治疗?

（1）出现呼吸困难或气促的感染患者。

（2）经药物治疗后体温仍持续高于 38.5℃，超过 3 天。

（3）原有基础疾病明显加重且不能控制。

（4）儿童出现嗜睡、持续拒食、喂养困难、持续腹泻或呕吐等情况。

（5）孕妇出现头疼、头晕、心慌、憋气等症状，或出现腹痛、阴道出血或流液、胎动异常等情况。

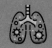

80
新冠病毒感染初期可以使用哪些中药方？

在新冠病毒感染初期可以服用益肺安方。

药物组成：葛根 30g，麻黄 9g，桂枝 15g，柴胡 15g，黄芩 15g，芍药 9g，清半夏 10g，杏仁 9g，石膏 30g，知母 9g，党参 30g，甘草 3g，生姜 6g，大枣 6g，粳米 6g。

用法用量：每天 1 剂，分 2 次水煎，分 2 次温服。连服 3 天为 1 个疗程。可根据病情连服 2 个疗程。

如果持续发热高于 38.5℃ 6 个小时或出现其他不可控的症状，应尽快寻求医疗专业人员的帮助。

以上参考《河南省中医药学会呼吸病专业委员会新冠肺炎中医药防治方案》与《新型冠状病毒感染恢复期中医康复指导建议（试行）》。

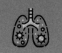

81
发热、咽痛时可选用哪种中成药？

感染新冠病毒后如果出现发热伴有咽痛，鼻流黄涕，舌苔偏黄者可以选用清肺排毒颗粒、宣肺败毒颗粒、连花清瘟颗粒（胶囊）、疏风解毒胶囊、金花清感颗粒、双黄连口服液、柴胡口服液、风热感冒颗粒、银黄颗粒等中成药。

如果出现其他不可控的症状，应尽快寻求医疗专业人员的帮助。

以上参考《河南省中医药学会呼吸病专业委员会新冠肺炎中医药防治方案》与《新型冠状病毒感染恢复期中医康复指导建议（试行）》。

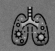

82
发热、食欲不佳时可选用哪种中成药？

感染新冠病毒后如果出现发热伴有食欲不佳、恶心、呕吐者可以选用藿香正气水（胶囊、丸、口服液）、保和丸、四磨汤口服液、金花清感颗粒、连花清瘟胶囊（颗粒）、疏风解毒胶囊（颗粒）等中成药。

如果出现其他不可控的症状，应尽快寻求医疗专业人员的帮助。

以上参考《河南省中医药学会呼吸病专业委员会新冠肺炎中医药防治方案》与《新型冠状病毒感染恢复期中医康复指导建议（试行）》。

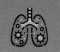

83
咳嗽明显时可选用哪种中成药？

咳嗽明显者宜服用具有宣肺止咳功效的中成药，如急支糖浆、咳速停糖浆、宣肺止嗽合剂、通宣理肺丸（颗粒、口服液）、杏苏止咳颗粒、连花清咳片、杏贝止咳颗粒、橘红痰咳液、感冒止咳颗粒等。

如果出现其他不可控的症状，应尽快寻求医疗专业人员的帮助。

以上参考《河南省中医药学会呼吸病专业委员会新冠肺炎中医药防治方案》与《新型冠状病毒感染恢复期中医康复指导建议（试行）》。

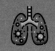

84
儿童感染新冠病毒该如何用药?

因为儿童体质、病情不同,我们需要根据不同的症状推荐不同的中成药来应对。

(1)恶寒发热、肌肉酸痛者,可用小儿柴桂退热颗粒、小儿风热清口服液等。

(2)发热、咽干咽痛、咳嗽者,可用金振口服液、儿童清肺口服液、小儿消积止咳口服液、减味小儿化痰散等。

(3)发热、食少腹胀、口臭、大便酸臭或秘结者,可用健儿清解液、小儿豉翘清热颗粒等。

(4)咽痛明显者,可用小儿清咽颗粒、开喉剑喷雾剂(儿童型)等。

(5)咳嗽明显者,可用清宣止咳颗粒、小儿止咳糖浆、小儿清肺止咳片等。

(6)乏力、纳食不香者,可用醒脾养儿颗粒等。

考虑儿童体质特殊,病情变化迅速,宜在医生指导下服用,如果出现不可控的症状,应尽快寻求医疗专业人员的帮助。

以上参考《河南省中医药学会呼吸病专业委员会新冠肺炎中医药防治方案》与《新型冠状病毒感染恢复期中医康复指导建议(试行)》。

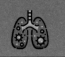

85
无症状感染者可以吃什么中药?

无症状感染者可以使用预防处方——益肺舒方。

药物组成:人参 6g,金银花 30g,蒲公英 30g,香薷 30g,藿香 12g,白扁豆(或花)30g,白芷 9g,苏叶 15g,薏苡仁 30g,丁香 9g,干姜 9g。

用法用量:每天 1 剂,分 2 次水煎,分 2 次温服。连服 6 天为 1 个疗程。可根据病情连服 2 个疗程。

如果出现其他不可控的症状,应尽快寻求医疗专业人员的帮助。

以上参考《河南省中医药学会呼吸病专业委员会新冠肺炎中医药防治方案》与《新型冠状病毒感染恢复期中医康复指导建议(试行)》。

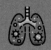

86
无症状感染者会有后遗症吗？

　　无症状感染者如果没有肺部及其他脏器等相应功能的损害，一般不会有后遗症的风险，但部分无症状感染者会出现病情变化，尤其是老年人及未注射过疫苗、肥胖、有严重基础疾病者，可能从无症状到有症状，甚至发展为重症，进而产生一系列后遗症。

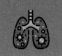

87

感染者如何降低传播病毒给同住人的风险？

感染者居家治疗期间，应注意做好相应的防护措施，以降低居家传播病毒的风险。

（1）条件允许尽可能在家庭相对独立的房间居住，使用单独卫生间；尽可能有专用体温计以及消毒产品、带盖的垃圾桶等。

（2）尽量不与其他家庭成员接触。非单独居住者，日常生活用餐应限制在单独房间内，其他人员不进入单独房间。

（3）必须离开房间或进入有同住人员在场的公共空间，应规范佩戴医用外科口罩，保持1米以上距离。

（4）做好共享区域的通风和消毒。如与家庭成员共用卫生间，感染者每次用完卫生间均应消毒；坐便器应先盖马桶盖再冲水。

（5）不与家庭内其他成员共用毛巾等生活用品，感染者个人物品如衣物等用品应分开洗涤消毒；单独使用餐具，使用后立即清洗和消毒。

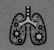

88
家人感染后同住人如何
做好防护？

（1）同住人应做好个人防护，尽量不与感染者直接接触，不共用生活用品，每天开窗通风，戴口罩，勤洗手，做好居家环境卫生清洁，采取分餐制。

（2）非必要不外出，如就医等特殊情况必须外出时做好个人防护，规范佩戴 N95/KN95 颗粒物防护口罩，避免乘坐公共交通工具。

（3）每日早、晚各进行 1 次体温测量和自我健康监测。出现发热等可疑症状后，按要求进行抗原自测或核酸检测。被确诊为感染者后，按照感染者进行自我隔离和治疗。

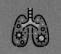

89
感染新冠病毒可以自愈吗？

大多数病毒感染性疾病通过自身免疫力是可以痊愈的，新冠病毒也是如此，现阶段并没有特效的抗病毒药物。中医认为"正气存内，邪不可干"，如果自身免疫力比较强，可以靠免疫机制清除病毒，达到较快痊愈，但是如果自身症状严重请及时去医院就医。

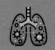

90
新冠病毒感染患者康复后
还具有传染性吗？

　　新冠病毒感染者在潜伏期和发病期，身体内含有新冠病毒，可以通过呼吸道飞沫或者接触传播的方式将病毒传染给其他人。如果感染者经治疗康复后，且经过 3 次不同日核酸或抗原检测都为阴性，说明身体内现阶段已经不再有新型冠状病毒，也就不具有传染性。需要注意的是，新冠病毒感染治愈后仍有复阳的风险。建议患者在日常生活中，注意做好防护措施，以免再次感染。

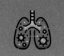
91
新冠病毒感染治愈出院后
要注意什么？

感染新冠病毒的患者出院后注意做好防护措施，加强康复运动、不过度劳累、健康饮食、注意补充营养素。

（1）感染新冠病毒的患者出院之后仍需要做好个人防护，戴口罩、勤洗手、保持室内通风，不去人多的场所，以免再次感染病毒。

（2）感染新冠病毒的患者出院之后要加强康复训练，注意提高个人免疫力，促进体能的恢复，一般以轻度的有氧运动为主，不要过度劳累。

（3）饮食方面也需要注意营养均衡，多补充维生素和蛋白质类的物质，提高身体的抵抗力，避免疾病再次发生。

出现身体不适要及时就诊，在医生指导下明确原因，及时处理。

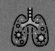

92
人们在新冠病毒感染恢复后锻炼应注意什么？

（1）量力而为。恢复期要减少运动时间，降低运动量，尽可能避免剧烈运动。

（2）避免劳累后不适。如果本身已出现疲劳、乏力等症状，应谨慎选择运动进行锻炼。出现劳累后不适，应立即进行休息。

（3）循序渐进。锻炼初期运动量及运动时间应尽量减少，适应后再根据身体素质进行运动量的加大和运动时间的延长。

（4）注意热身和放松。热身阶段将身体活动开，避免后续运动时出现抽筋、扭伤等，不利于机体恢复。运动后要注意放松紧张的肌肉，防止出现痉挛、酸痛。

（5）避免吹风，注意保暖。运动后容易出汗，此时毛孔打开，机体防御机制减弱，容易感受外来风寒，要注意保暖，避免生病。

长新冠篇

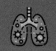

93
长新冠的定义是什么？

　　世界卫生组织在 2021 年 10 月发布了新冠病毒感染长期后遗症的官方临床定义，即指新冠病毒感染者发病后或无症状感染者确诊后 3 个月存在的、持续至少 2 个月且无法由其他诊断解释的症状，称为"长新冠"症。

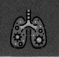

94
长新冠的出现时间？

　　长新冠的症状出现时间尚不固定，可能是新冠病毒感染急性发作恢复后新出现的，也可能是在最初的疾病中就持续存在的，并且症状可随着时间的推移而波动或复发。世界卫生组织评估：有 10%～20% 的新冠病毒感染患者会在感染新冠病毒后数月症状持续出现，相关症状可能是持续不退，或是治愈后再度复发，甚至是感染时无症状，却在数周后才出现的新症状。

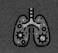

95
长新冠会出现哪些症状，持续多长时间？

新冠病毒感染长期后遗症的临床表现包括疲劳、呼吸困难、咳嗽、头痛、胸痛、认知障碍、脱发、心悸、骨骼肌肉疼痛、失眠、腹泻、皮疹等。其中最常见的五种症状为：疲劳、呼吸急促/困难、咳嗽、疼痛/头痛、认知障碍。这些症状通常会对患者的日常生活产生影响。

多项研究结果表明，新冠病毒感染后遗症可能持续 2 ~ 6 个月。国外对新冠病毒感染治愈者出院后的 2 个月随访研究显示，87% 的患者仍存在症状；另一项对逾 23.6 万例新冠病毒感染患者的研究发现，34% 的患者在治愈后 6 个月内持续出现症状；国内关于新冠病毒感染患者治愈后续随访研究发现，至少有 1 种症状的患者比例从治愈后 6 个月时的 68% 下降至 12 个月时的 49%，而在治愈后 24 个月时又上升至 55%。

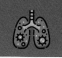

96
每个人是否都会出现
长新冠症状？

　　首先，长新冠症状包括疲劳、发热、咳嗽、头痛、骨骼肌肉疼痛、失眠、腹泻、皮疹等，这些症状即使在平常也会见到，在感染后数周乃至数月出现以上任意症状，并非完全归咎于新冠病毒感染，因此不能说每个人都会出现长新冠症状。

　　其次，后遗症状与年龄、性别等因素可能有关。国外一项持续两年之久，超过 47 万人参与的随访调查结果显示（均为感染后 12 ～ 16 周数据）：儿童（3.0%）出现长期症状比例低于成年人（5.8%）；女性（5.4%）略高于男性（4.5%）；有基础病人群（7.4%）高于无基础病人群（4.5%）。因此确实部分人群的好发程度较高，但相当一部分人群随着感染时间，相应症状会逐渐消失。

　　因此并非每个人都会出现新冠病毒感染后遗症状，也并非所有症状都属于长新冠，但也不应抱侥幸心理，一旦出现不适要及时处理或及时就医。

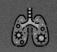

97
长新冠疲劳综合征
有什么表现？

　　疲劳综合征是一组以持续或反复发作的疲劳，伴有多种神经、精神症状，但无器质性及精神性疾病为特点的症候群。而长新冠导致的疲劳表现在身体和精神两方面。身体方面：感觉全身沉重无力，不想说话不想动，睡醒后依旧很累，稍微活动就会有疲惫感；精神方面：难以思考，注意力不集中，记忆力变差，短暂学习也会觉得劳累。这些表现即使没有进行运动也会出现，并且不同时间的疲惫感也会不同。如果进行运动后，可能会出现疲惫感加重，导致劳累后不适。

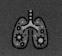

98
疲劳状态如何逐渐恢复？

如果想较快改善机体的疲劳，可以从以下方面入手。

（1）养成良好习惯。根据自身习惯，每天进行适度的、可控的活动和阅读，如活动半小时，阅读20分钟等，以保持身体和精神的活跃，促进身体机能的恢复。

（2）制定并执行规划。首先对自身活动量进行评估：我能够活动多久？我在什么时候最有精力？然后将需要完成的事情确定优先次序，根据重要程度逐一完成。此外你可以将某件事分步骤多次完成，确保身体能够负担。

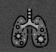

99
什么是劳累后不适？

如果长新冠患者有疲劳表现，在稍微活动后感到疲劳及相关症状加重，就说明患者出现了劳累后不适，通常发生于体力或脑力消耗后的数小时或数天内。其恢复需要 24 小时或者更长时间，可能会影响到你的精力水平、注意力、睡眠和记忆力等，并可能出现肌肉 / 关节疼痛和流感样症状。

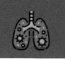
100

应当如何避免和
缓解劳累后不适？

（1）疲劳感较重的患者不宜过早进行活动或锻炼，应在身体机能逐渐改善后再行运动。

（2）能够进行适当运动的患者应在自身适宜的范围内，由少至多增加运动量，且运动后要确保足够的时间休息缓解。

（3）一旦患者出现劳累后不适，应立即停止运动，坐下或平躺静置，避免加重不适症状。

（4）在不适症状恢复期间，不宜再进行运动或脑力消耗，待24小时后再酌情恢复活动。且此后要尽量避免导致劳累后不适的锻炼和活动，以有效进行机体恢复。

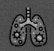

101
中医药如何缓解疲劳综合征？

（1）药物治疗：选用中成药利肺片，每日 3 次，每次 2 片，能够一定程度改善气短乏力状态。

（2）艾灸：选取大椎、肺俞、足三里、神阙、气海、关元等穴位，艾灸 10～20 分钟，每 1～2 天治疗 1 次。但平时容易上火、口腔溃疡者不宜用艾灸。

（3）中药沐足：每日取荆芥 30g、艾叶 30g、石菖蒲 30g 等煎煮后，于睡前沐足，适用于长新冠期存在昏沉感的患者。

如果出现其他不可控的症状，应尽快寻求医疗专业人员的帮助。

以上参考《河南省中医药学会呼吸病专业委员会新冠肺炎中医药防治方案》与《新型冠状病毒感染恢复期中医康复指导建议（试行）》。

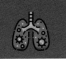

102
如何缓解长新冠出现的
呼吸急促？

新冠病毒感染恢复期可能会出现呼吸急促。要注意的是，在耗费体力（如爬一段台阶）时出现呼吸急促是正常的，休息几分钟后会自行缓解。以下几点可以帮助改善呼吸急促。

（1）俯卧位：腹部朝下（俯卧）可以帮助缓解呼吸急促。但并不适合每一个人。

（2）斜坡侧卧：用多个枕头支撑身体上部及头颈部侧卧，膝盖微微弯曲。

（3）前倾坐位：坐在一张桌子旁，腰部以上前倾，手臂放置于桌上，趴在手臂上。

（4）前倾坐位（面前无桌子）：坐在椅子上，身体前倾，手臂放置于膝盖或椅子扶手上。

（5）前倾立位：立位，身体前倾，伏于窗台或其他稳定的支撑面上。

（6）背部倚靠立位：背靠墙壁，双手置于身体两侧，双脚距墙约30厘米，微微分开。

如持续出现不适，请及时就医。

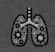

103
如何进行呼吸恢复训练？

在长新冠阶段即使未出现呼吸急促，患者也可以进行正确的呼吸恢复训练，以减少呼吸急促，恢复肺部功能。具体操作如下：

（1）控制呼吸法：保持舒适坐位并有充分的支撑，一只手放置于胸前，另一只手放在腹部，闭上双眼专注呼吸，缓慢从鼻子吸气然后从嘴呼出；吸气时，你会感觉到放置在腹部的手比放在胸部的手起伏更大，尝试尽可能放缓呼吸，重复以上操作。

（2）节奏呼吸法：当你需要进行较大体力活动（如爬楼梯或爬坡）导致你呼吸急促时，可采用本方法。尝试将呼吸分解。在需要费力进行某项活动（比如上一级台阶）前先吸气；在用力时呼气（爬上一级台阶时），尽量用鼻吸气，用嘴呼气。

（3）呼吸六字诀："嘘 (xu)、呵 (he)、呼 (hu)、呬 (si)、吹 (chui)、嘻 (xi)"，依次每个字念 6 秒，反复 6 遍，腹式呼吸方式，建议每天 1 ~ 2 组，根据个人具体情况调整当天运动方式及总量。

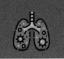

104
如何缓解长新冠出现的
咳嗽症状？

当患者出现咳嗽时，可采用以下方式缓解。①试着用鼻子代替张嘴呼吸。②试着进食一些含糖量较低的水煮清淡食物。③试着进行"停止咳嗽练习"：有咳嗽冲动时闭上嘴或用手捂住嘴，同时做吞咽动作；然后屏住呼吸，保持 10 ~ 15 秒。再次开始呼吸时，用鼻子轻轻呼吸。④如果兼有夜间胃反流导致的咳嗽，患者可尝试侧卧或用枕头抬高头部。

如果出现其他不可控的症状，应尽快寻求医疗专业人员的帮助。

以上参考《河南省中医药学会呼吸病专业委员会新冠肺炎中医药防治方案》与《新型冠状病毒感染恢复期中医康复指导建议（试行）》。

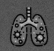

105
中医药如何缓解长新冠咳嗽症状？

（1）伴咽痒、干咳者。推荐中成药：苏黄止咳胶囊、三拗片。

（2）伴咯痰偏黄，舌苔偏黄者。推荐中成药：化湿败毒颗粒、肺力咳合剂、痰热清胶囊、复方鲜竹沥口服液、射麻口服液、橘红颗粒。

（3）伴咳嗽，痰稀色白、量多或淡黄，舌淡红或偏红，舌苔偏白黄者。推荐中成药：小青龙颗粒、青石颗粒。

（4）伴咯痰偏白、舌苔偏白者。推荐中成药：通宣理肺丸、二陈丸、半夏化痰丸。

具体用药和操作请在专业医师指导下进行。

以上参考《河南省中医药学会呼吸病专业委员会新冠肺炎中医药防治方案》。

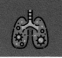

106
味觉、嗅觉消失应怎样恢复？

新冠病毒感染导致的味觉、嗅觉消失是一过性的，大部分患者在新冠病毒感染痊愈后 1 周就能恢复。部分患者会出现嗅觉、味觉减弱的后遗症，可能会持续较长一段时间。患者可参考以下行为，促进恢复。

（1）每天刷牙，饭后漱口，保持口腔的清洁卫生。

（2）试着在食物中添加佐料，如辣椒、柠檬汁等刺激味蕾，促进恢复。如出现胃反流慎用。

（3）香薰疗法：取香薷、木香、艾叶、薄荷、石菖蒲各 3g；嗅觉减退明显者加辛夷花 3g，味觉减退明显者加茴香 3g。以上研为细末，干燥后置香炉点燃，每日嗅香 15 ~ 30 分钟。

如果时间过久仍不见效，需及时就医。

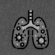

107
长新冠会出现哪些认知困难？

在新冠病毒感染患者康复过程中，可能会出现思维能力（认知）的各种困难，包括难以思考、记忆力减退、注意力不集中，以及信息处理、计划和组织方面出现问题，也称为"脑雾"。这一症状在新冠病毒感染痊愈后多数会以后遗症的形式持续，且与疲劳这一后遗症状相关，疲劳也会加重"脑雾"。

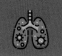

108
如何自主改善认知困难？

（1）集中注意力：在安静的环境中工作；如有必要可使用耳塞；阅读时可以用纸遮住部分内容，或者用手指点读。

（2）在有精力时完成活动：把需要思考的工作安排在精力充沛时进行。比如选择在早上完成此项工作。

（3）合理安排休息时间：工作一段时间后要进行适当的休息，如果感到疲劳，及时暂停工作进行休息。

（4）利用辅助工具：可利用日记、日历和便签作为记忆和日常生活的辅助手段。

（5）脑力锻炼：可以尝试脑力锻炼游戏，比如拼图、数独、记忆练习等。选择具有一定挑战性但仍可完成的脑力练习开始，并逐步增加难度。

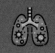

109
是否有合适方药帮助
长新冠恢复？

　　《河南省中医药学会呼吸病专业委员会新冠肺炎中医药防治方案》推出康复处方——益肺康方。

　　药物组成：红参 15g，黄芪 30g，苍术 30g，藿香 15g，丁香 12g，白芷 15g，紫草 15g，黄芩 30g，连翘 30g，干姜 9g。

　　服用方法：每天 1 剂，分 2 次水煎，分 2 次温服。7 天为 1 个疗程。可根据病情连服 2 个疗程。在此期间可辨证论治加减应用。

　　具体用药和操作请在专业医师指导下进行。

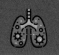

110
中医药如何治疗长新冠出现的其他不适？

可能出现的其他并发症状的中成药指导用药：

（1）胸闷心悸。中成药：丹参片，口服，每日3次，3片/次。

（2）盗汗自汗，心慌气短、口干。中成药：生脉饮，口服，每日3次，1支/次。

（3）食欲不振，腹胀、胃口差、恶心呕吐。中成药：健脾丸，口服，每日3次，8丸/次。

（4）大便闭结。中成药：麻仁软胶囊，口服，每日3次，2粒/次。

（5）失眠多梦，心烦。中成药：枣仁安神胶囊，口服，每晚1次，5粒/次。

（6）焦虑抑郁、胸胁胀闷。中成药：舒肝解郁胶囊，口服，每日2次，2粒/次。

具体用药和操作请在专业医师指导下进行。

以上参考《河南省中医药学会呼吸病专业委员会新冠肺炎中医药防治方案》与《新型冠状病毒感染恢复期中医康复指导建议（试行）》。

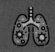

111

长新冠患者该如何调整
负面情绪？

　　长新冠患者依旧处于新冠病毒感染的余威中，身体的不适带来的焦灼、暴躁等负面情绪不可避免，也无须刻意压制。通过阅读、听音乐、做运动等方式进行注意力转移，不聚焦于自身的后遗症状，并暗示自己自身所进行的放松也是帮助后遗症恢复的有效措施。保持心态的放松不紧绷，同样有助于长新冠的恢复。

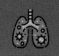

112
中医艾灸如何在长新冠期发挥作用？

根据国家中医药管理局中医疫病防治专家委员会提出的《新冠病毒感染者居家中医药干预指引》，康复期间可根据自身情况进行艾灸治疗。

常用选穴：大椎、肺俞、上脘、中脘、膈俞、足三里、孔最、肾俞等。

方法：大椎、肺俞与膈俞（或中脘与上脘）：用温灸盒灸 30 分钟；足三里或孔最或肾俞：清艾条温和灸每穴 15 分钟。

频次：每日 1 次。选用艾灸疗法时，一般隔 2 天施灸 1 次，每穴灸 10 ~ 15 分钟，持续 2 周。症状明显可交替选用不同穴位每天施灸，5 次后休息 1 ~ 2 天，然后继续施灸 5 次。10 次为 1 个疗程。

具体用药和操作请在专业医师指导下进行。

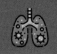

113
中医推拿如何在长新冠期发挥作用？

（1）穴位按摩：太渊、膻中、中府、肺俞、肾俞、大肠俞、列缺、中脘、足三里等，咳嗽、咽痒、干咳者，可加少商、尺泽等。

方法：以拇指放置于穴位上，拇指指腹触摸皮肤并稍加按压，小幅度地环转摩擦，以产生酸胀温热感为佳，每次 1 ~ 3 分钟。

（2）经络推拿：取手太阴肺经、手阳明大肠经、足阳明胃经、足太阴脾经、任脉、督脉等。

方法：取坐位或卧位，均匀呼吸。用一手手掌鱼际沿经络循行方向紧贴皮肤，施力做直线往返快速摩擦，可两手掌交替进行，100 ~ 120 次 / 分（每手摩擦 50 ~ 60 次 / 分），每条经络 1 分钟为宜。

具体用药和操作请在专业医师指导下进行。

以上参考《新冠病毒感染者居家中医药干预指引》与《新型冠状病毒感染恢复期中医康复指导建议（试行）》。

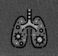

114
中医耳穴如何在长新冠期发挥作用？

常用耳穴：支气管、肺、肾、内分泌、神门、枕、脾、胃、大肠、交感等。

方法：将贴有王不留行籽的耳豆贴敷于相应耳穴并稍加压力，以穴位产生酸麻重胀感或发热为度。贴敷后每天自行按压数次，每次3～4分钟。每次贴压后保留1～2天，取下后让耳穴部位放松一晚，次日再以同样方法贴敷，一般5～6次为1个疗程。

具体用药和操作请在专业医师指导下进行。

以上参考国家中医药管理局中医疫病防治专家委员会提出的《新冠病毒感染者居家中医药干预指引》。

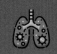

115
中医拔罐如何在长新冠期发挥作用？

拔罐通常以背俞穴为主，如肺俞、膏肓、脾俞、肾俞、大椎等。

作用：拔罐是简便的中医康复手段，在调节亚健康状态、治疗多种疾病方面有较好效果。

注意事项：拔罐应防止烫伤及引燃易燃物，留罐时间不宜太长，拔罐时如出现四肢发冷、恶心呕吐、面色苍白、冷汗、头晕等应立即停止，并让患者平卧休息。

具体用药和操作请在专业医师指导下进行。

以上参考国家中医药管理局中医疫病防治专家委员会提出的《新冠病毒感染者居家中医药干预指引》。

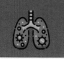

116
长新冠患者出现哪些
危险信号应及时就医?

在新冠病毒感染后的康复过程中,如出现以下任何危险信号症状,请务必联系医疗专业人员:

(1)轻微活动后即出现非常明显的气短,采用任何用于缓解呼吸急促的姿势后都无法改善。

(2)静止时呼吸急促程度发生改变,且采用呼吸控制技术后都无法改善。

(3)在某些活动或锻炼期间感到胸痛、心跳加速或头晕。

(4)感到混乱并逐步加重,或者说话困难或理解他人讲话困难。

(5)出现面部、手臂和腿部的无力,尤其是在一侧身体上出现。

(6)焦虑状况或情绪恶化,或有伤害自己的想法。

如果出现其他不可控的症状,应尽快寻求医疗专业人员的帮助。

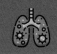

117
长新冠患者有哪些饮食注意？

日常摄入饮食建议如下：

（1）各种水果和蔬菜，每餐都应有蔬菜。

（2）全谷物食品，米饭、面食（玉米、燕麦、小麦和糙米等加工制品）等。

（3）富含蛋白质的食物，如各种豆类、鱼、蛋和瘦肉。

（4）乳制品或乳制替代品，如牛奶、豆制品等。

根据食物属性和患者情况，中医理论可进行以下分类指导：

（1）怕冷、胃凉食用生姜、葱、芥菜、芫荽等。

（2）咽干、口干、心烦食用竹叶、绿茶、百合、乌梅、青果等。

（3）咳嗽、咯痰食用杏仁、白果、柑橘、橙子、紫苏等。

（4）食欲不振、腹胀食用山楂、大麦芽、山药、白扁豆、莱菔子、砂仁等。

（5）便秘食用蜂蜜、香蕉、火龙果、火麻仁等。

（6）失眠食用酸枣仁、淡竹叶、栀子花、柏子仁等。

以上参考《河南省中医药学会呼吸病专业委员会新冠肺炎中医药防治方案》与《新型冠状病毒感染恢复期中医康复指导建议（试行）》。

118
中医对长新冠患者有
哪些日常茶饮指导？

首先要在中医师指导下先进行体质辨识。体质偏寒者以冲泡红茶为宜，体质偏热者以冲泡茉莉花茶为宜，结合以下分型，佐以少许中药：

（1）益气茶。炙黄芪10g，桂枝6g，生姜3g，甘草3g。

（2）健脾茶。肺脾气虚型：佛手5g，陈皮6g，太子参9g。气阴两虚型：罗汉果2g，陈皮6g，绿萼梅3g，太子参9g。

（3）暖胃茶。金橘5g，白蔻仁（后下）3g。

（4）养肺茶。西洋参6g，川贝母3g。

（5）养阴茶。玉竹10g，石斛10g，麦冬12g，乌梅6g，冰糖适量。

以上参考《河南省中医药学会呼吸病专业委员会新冠肺炎中医药防治方案》与《新型冠状病毒感染恢复期中医康复指导建议（试行）》。